DOCTEUR
7 ÉTOILES

et ses 35 caractéristiques

Professeur Amadou Gallo DIOP

DOCTEUR
7 ÉTOILES

et ses 35 caractéristiques

Sénégal
L'Harmattan

10 VDN, Sicap Amitié 3, Lotissement Cité Police, DAKAR

direction@senharmattan.com
commandes@senharmattan.com

ISBN : 978-2-336-46169-4
EAN : 9782336461694

DÉDICACES

- *À mes parents*
- *À mes enseignants de tous les cycles*
- *Aux personnes qui souffrent*
- *À celles/ceux qui ont soif d'apprendre*

REMERCIEMENTS

- *À la Fondation BHS pour son généreux accompagnement*
- *À l'artiste Kalidou Kassé, qui a su sublimer le Docteur 7**
- *Aux personnes qui ont apporté leurs inputs enrichissants*

PRÉAMBULE

Après plusieurs années de pratique médicale, de formation aux étudiants en médecine, en spécialités, aux paramédicaux et autres personnels de la santé, après de multiples voyages et séjours professionnels à travers le monde, me sont venus à l'esprit un certain nombre de concepts moraux, philosophiques, comportementaux et professionnels utiles au meilleur accomplissement des devoirs et obligations du praticien en santé humaine.

Je les partage en priorité avec les apprenants en sciences de la santé. Choisir d'exercer cette profession particulière, sensible et noble n'est pas anodin, car ayant un impact puissant sur la vie des humains.

L'objectif du concept « **Docteur 7 étoiles** » est d'en faire un viatique, une boussole dans le but de bien accueillir, prendre en charge et accompagner toute personne souffrante qui vient se confier à nous, quels que soient son profil, son origine, sa condition. Cela devra se faire avec respect, considération, compassion, et, en toutes circonstances, dans l'objectif constant de qualité et d'efficacité des soins à prodiguer.

Sept étoiles, avec chacune ses cinq branches, sous-tendent ainsi 35 qualités ou dispositions à viser et à s'appliquer en tant que médecin praticien, quel que soit le cadre d'exercice (public, privé, institutionnel ou autre). Cela, en sus de ce qu'on aura acquis comme inputs structurants à partir de la famille, de la Faculté ou d'autres cadres socio-éducatifs.

Ainsi, les médecins et autres agents de santé qui ambitionnent d'être le « Docteur 7 étoiles » devraient avoir plusieurs profils :

* **Praticien**
* **Formateur**
* **Chercheur**
* **Manager**
* **Communicateur**
* **Acteur communautaire**
* **Citoyen du monde**

Parcourons ces sept étoiles et chacune de leurs cinq branches.

1.

PRATICIEN

★

Pour cela, le médecin, praticien, doit être :

* **Compétent**
* **Accueillant**
* **Empathique**
* **Respectueux**
* **Discret**

La **compétence** du « bon médecin » est le pilier technique, professionnel inéluctable acquis au cours de longues et difficiles années d'études et d'apprentissages, pour connaitre l'humain dans sa complexité anatomique, fonctionnelle et maladive. La compétence et l'expertise sont consacrées par la société à travers l'université ou les écoles spécialisées, évaluées et reconnues.

Ayant choisi un métier aussi noble, mais sensible, il n'y a aucune place à l'improvisation, à l'incompétence. Au sortir de huit, douze ou quinze ans d'études, de stages, la compétence générale de base est non négociable. La complexité de l'humain, le développement des outils diagnostiques précis et l'approche thérapeutique qualitativement élaborée et à bien délivrer poussent certains médecins à se spécialiser dans un domaine très particulier, pour mieux prendre en charge un enfant, un homme ou une femme malade.

La personne malade n'est pas un banal assemblage d'organes malades. Elle vient chercher la compétence reconnue du soignant, son humanisme, sa compassion, ses conseils, bien plus que sa technicité et ses machines. Elle cherche un refuge sanitaire, mais aussi moral. Cette quête formate et se décline dès le premier contact avec le personnel de santé et son cadre physique de travail.

Accueillant, le Docteur 7 étoiles doit refléter une image rassurante. Elle doit demeurer tout le long du cheminement de la prise en charge et de l'accompagnement. Même en situation de fatigue ou pour raisons personnelles « justificatives », le soignant doit être accueillant, agréable et professionnel. Il doit toujours être bien habillé sans le moindre excès, jamais *bling-bling* ni mal fagoté, propre de la tête aux pieds, avec une tenue ou des habits propres. Sa chevelure ou sa coiffure doit être correcte. Il ne doit pas porter de signes ostentatoires qui le rattachent à une quelconque « appartenance » extrême.

La personne malade qui vient vers vous ou vers le contexte dans lequel vous servez n'a pas sélectionné, parmi les maladies, universelles ou locales, sa « préférence » de morbidité. Dans ses facteurs étiologiques ou pathogéniques, vous découvrirez des éléments personnels, sociétaux ou autres intolérables pour l'individu que vous êtes. Et alors ? Vous devrez prendre en charge cette personne souffrante, humainement, efficacement et totalement, sans état d'âme particulier, en étant tolérant, patient et ouvert.

Même l'adversaire malade ou blessé devra être bien pris en charge. Et à plus forte raison le « déviant » ou le « mécréant », ainsi catégorisé selon vos propres critères personnels.

Le langage et les propos du soignant doivent être simples, respectueux, chaleureux. *L'humain est le remède de l'humain*, dit-on au Sénégal. Étant doté de parole, le médecin doit savoir parler, questionner avec courtoisie, respect et prudence. Étant en contact et en charge du corps de son/sa patient(e), il doit avoir beaucoup de **pudeur**, tout en faisant, professionnellement, les gestes indispensables que la pratique médicale impose à son art. Il sera amené à déshabiller, inspecter, toucher, palper le corps d'autrui, jusqu'à ses parties intimes cachées, ausculter, piquer, inciser et autres gestes, avec responsabilité, respect, prudence et professionnalisme.

À l'heure de l'internet, de la digitalisation et autres, le Docteur 7 étoiles doit éviter de déshumaniser ses rapports avec les personnes malades, en évitant :

- d'utiliser son téléphone cellulaire pour des communications extra-professionnelles qui n'ont pas de rapport avec la personne malade qui est dans son bureau pour consultation ou examens complémentaires ;
- de digitaliser à outrance et de dévoiler les données sanitaires des patients, sans leur avoir expliqué ce qui va se faire et sans leur accord de principe. La sûreté confidentielle n'étant pas totalement garantie, les données personnelles des patients, avec leurs diagnostics et informations intimes, ne doivent moralement pas devenir accessibles et déversées au grand public.

Le médecin ne doit pas étaler sa science par une hauteur froide, mais se mettre à niveau pour questionner **respectueusement**, sérieusement, avec professionnalisme, prudence. Le Docteur 7 étoiles doit donc avoir une « approche panoramique » de la personne souffrante, placée au centre d'une extrémité à une autre. Cette approche va de l'extrémité des mécanismes physiopathologiques intimes générateurs de ses maux – qu'ils soient génétiques, cellulaires, biochimiques, humoraux, physiques et autres – à l'autre extrémité, participant directement ou insidieusement à l'étiopathogénie du mal de son patient ; le médecin doit subtilement s'intéresser à son environnement d'origine et à son profil psychosocial. Il doit, dans son interrogatoire, avec tact et prudence, avoir un aperçu de ce socle socio-familial, spirituel, culturel, économique et géographique, impactant la santé dans un sens positif ou négatif.

Tous ces éléments sous-tendent le respect dû à la personne qui souffre quant à sa culture, ses habitudes, son approche intellectuelle, ses croyances et ses conditions de vie. Dans ce lot de soubassements personnels résident certains déterminants de la dégradation de la santé, motif de votre rencontre. Mais il faut les aborder avec respect, prudence, pédagogie et patience, afin de ne pas entrainer un rejet et une réticence aux démarches de soins à proposer.

Ce processus et ces approches sont opérés pour comprendre aux fins de diagnostiquer, traiter efficacement, prévenir et anticiper, mais sans juger.

Le Docteur 7 étoiles doit être **discret** et ne doit jamais parler des patients qu'il a reçus et qu'il suit à toute autre personne non impliquée. En dehors de sa propre équipe de soins, les échanges avec une tierce partie ne doivent concerner que des spécialistes incontournables, dans le cadre d'une prise en charge pluridisciplinaire. N'hypertrophiez et ne minimisez aucune personne que vous devez recevoir et prendre en charge, ni pour vous en glorifier (à cause du rang social de la personne malade), ni inversement, pour la négliger, la dévaloriser ou la vilipender à cause de son statut, de ses opinions ou appartenances diverses.

Même si certains comportements, choix de vie, habitudes peuvent être opposés aux vôtres, vous n'avez pas le droit, le pouvoir ou la compétence de juger qui que ce soit ou d'exprimer, même par le regard, la moindre réprobation. Des personnes, à cause de leurs maladies, peuvent se retrouver entre vos mains et sous votre responsabilité, dans des états particulièrement troublants : diarrhée, vomissements, odeurs fortes, vulgarité et autres comportements asociaux. Vous devez, sereinement et stoïquement, nettoyer, rassurer et vous en occuper, sans la moindre expression de gêne, de dégoût ou de répulsion.

En résumé : bien accueillir, diagnostiquer méthodiquement, traiter avec professionnalisme, accompagner humainement, avec compassion. Tout cela dans la sérénité, le respect et la communication adaptée.

Mais, conditions sine qua non, pour prétendre soigner l'autre :

I. être sain soi-même (physiquement et mentalement) grâce à une excellente et exemplaire hygiène de vie, d'où les rappels listés en annexe ;

II. être irréprochable sur tous les plans : déontologique, éthique, moral, comportemental.

2.

FORMATEUR

★★

Le Docteur 7 étoiles est aussi, en effet, tôt ou tard, formateur, volontaire ou obligatoire (notamment chez les hospitalo-universitaires), selon des situations choisies ou dans un cadre d'exercice qui s'impose à lui dans des circonstances diverses et imprévisibles.

Être « formateur » requiert certaines qualités, incluant, entre autres, d'être :

* **Pédagogue**
* **Patient**
* **Exemplaire**
* **Dynamique**
* **Disponible**

Les branches de cette deuxième étoile, ci-dessus stipulées, sont nécessaires pour le bon accomplissement de cette mission.

Les préalables étant : i/apprendre et savoir ; ii/analyser et distinguer à bon escient ses cibles ; iii/savoir s'adapter à l'histoire, aux antécédents, aux contextes socioculturels et économiques, afin de pouvoir être concrètement contributif et relever un niveau.

Tout Docteur 7 étoiles pourrait se trouver dans cette mission, ce rôle, ou avec cette tâche par nécessité incontournable, par intérêt professionnel, sur demande inattendue ou pour un objectif de meilleures performances du capital humain dont il a la responsabilité. En effet, l'évolution des sciences de la santé nécessite « d'être à la page », sinon on est « largué ». Le personnel médical, paramédical, administratif, technique et autre que l'on administre doit bénéficier de mises à jour régulières. Cela ne doit pas être improvisé, mais envisagé systématiquement et mené de main de maitre.

Il faut donc veiller à former le personnel qui travaille avec vous et pour vous. Chaque maillon de la chaine humaine et professionnelle impacte positivement ou négativement les performances du service, du cabinet ou tout autre cadre d'exercice.

Quand le Docteur 7 étoiles est formateur, obligatoire ou occasionnel, il doit être exemplaire dans et en dehors de ses fonctions régaliennes : honnête, sérieux, présentable, respectueux et juste.

En effet, le « maître » doit être exemplaire en tout, y compris dans la tenue, le port vestimentaire, le langage, les attitudes et manières, la simplicité et la générosité dans les propos. Entre autres prudences, le Docteur 7 étoiles doit éviter de balancer sa vie personnelle et privée sur les réseaux sociaux, notamment des futilités comme ce qu'il mange dans un restaurant, ses balades de vacances, des scènes d'intimité familiale ou personnelle et autres fantaisies. Cela distrait l'apprenant, confiant, respectueux, voire admiratif, et dévalorise le personnage du professeur, qui est alors déconsidéré ou perçu autrement et malheureusement.

L'instructeur et formateur qu'est le Docteur 7 étoiles doit être disponible, patient, pédagogue, pour pouvoir généreusement élever les personnes qui l'écoutent et le voient et qui ont envie d'apprendre de lui et de s'élever sans se sentir « écrasées » par de la grandiloquence, des futilités, de l'égocentrisme ou une infantilisation inhibitrice. L'enseignant doit se rappeler les processus et les maîtres qui l'ont formé et formaté lui-même. Il doit y ajouter une dose supplémentaire de soi, avec un dynamisme qui réveille, stimule et suscite un intérêt soutenu chez ses apprenants.

Ce n'est pas qu'un transfert mécanique et déshumanisé de connaissances, d'items froids et sans âme. C'est un partage de notions et de concepts utiles, pratiques et impactant la vie professionnelle, voire personnelle, de chaque personne qui est en face de vous. *In fine*, chacune de ces personnes, notamment celles qui travaillent avec vous, s'enrichira par de nouvelles connaissances et compétences et viendra enrichir la qualité des pratiques et actes divers partagés dans vos cadres professionnels, voire bien audelà.

Qui plus est, former, c'est aussi entretenir et enrichir ses propres savoirs, car le meilleur moyen d'apprendre, c'est d'enseigner. Il faut s'autoformer et s'ouvrir à des domaines connexes nouveaux, dynamiques et utiles à l'ouverture d'esprit et au renforcement de ses connaissances et pratiques.

3.

CHERCHEUR

★★★

Les qualités ainsi attendues du profil « chercheur » du Docteur 7 étoiles sont :

* **Observateur**
* **Rigoureux**
* **Méthodique**
* **Persévérant**
* **Autocritique**

Destiné au secteur hospitalo-universitaire, public, général ou même privé, le médecin peut se trouver dans une situation d'observateur et de constats récurrents de faits sanitaires exceptionnels ou répétitifs dans des délais, courts ou prolongés, relatifs à des cas cliniques ou d'urgences sanitaires imprévisibles. Il sera ainsi dans une position de « chercheur » obligatoire (exigence formelle si on est universitaire), volontaire ou involontaire. Le médecin est alors acteur dans un système national où ses constats et analyses seront requis et pris en compte pour éclairer la décision publique et l'intérêt communautaire.

C'est pour cela que ces qualités de « chercheur » pourraient lui être tôt ou tard utiles. D'où le sens de l'**observation**, de la **persévérance,** et la nécessaire **vigilance** du praticien par rapport à ce qu'il reçoit, voit, consulte et répertorie. Il devra alors analyser, discuter et gérer scientifiquement, avec rigueur et **méthode**. Si le médecin est, qui plus est, hospitalo-universitaire, ces mêmes caractéristiques deviennent professionnellement incontournables et déterminantes pour la suite de sa carrière. Chercher, trouver, publier ou « périr ».

Ce profil n'est pas exclusif à l'hospitalo-universitaire dans le seul cadre de sa carrière académique, car, même en pratique privée, tenir un répertoire de sa patientèle et ses caractéristiques sera utile à son meilleur management, à la mise en place de dispositifs adaptés de diagnostic, de soins, de prévention, d'anticipation et de communication. Cela sera aussi utile, au cas où, dans la collaboration avec l'institution ministérielle de tutelle de santé publique, les laboratoires, en plus du volet financier et comptable.

Chercher, c'est aussi demeurer scientifiquement curieux et s'adapter à l'évolution des sciences de la santé, quelle que soit la filière professionnelle choisie comme cadre d'exercice.

Chercher n'est pas que pour publier ou communiquer dans des congrès et autres. C'est aussi maintenir très vive la flamme de la curiosité et des connaissances en perpétuels enrichissements et renouvellements. C'est aller chercher et trouver les innovations et nouveautés liées à votre pratique, chez vous et partout dans le monde, sans complexe. C'est observer, même en privé, les dynamiques insoupçonnables qui caractérisent votre patientèle et mieux la manager, par anticipation et réorganisations cycliques.

Il ne faut pas se calfeutrer dans ses propres convictions et routines quotidiennes de sa pratique médicale, même quand elle est financièrement rentable. Sinon va s'installer insidieusement une dangereuse sclérose intellectuelle, nuisible à long terme. C'est le sens de l'autocritique qui engendre celui de la persévérance et la recherche inépuisable de l'encore meilleur. Cela, finalement, pour le bénéfice des apprenants, des personnes malades et de la science médico-sanitaire qui est votre éternel credo et territoire de performance et d'utilité publique.

4.

MANAGER

★★★★

* **Honnête**
* **Sérieux**
* **Organisé**
* **Serein**
* **Juste**

Quel que soit le type d'activité pratiqué (publique, privée, institutionnelle ou autre), le médecin se trouvera, forcément, à devoir gérer un personnel qui travaille sous sa responsabilité, fait de femmes, d'hommes de conditions, d'origines et de profils très diversifiés. Il aura aussi à gérer des ressources financières, matérielles, logistiques et autres. Cela n'est pas enseigné dans la quasi-totalité des écoles de santé et de médecine. Diplômé des universités, on peut se retrouver devant d'énormes et lourdes responsabilités.

Dans une **sérénité** imperturbable et jamais colérique ou hautaine, avec un sens aigu de l'écoute, on apprend chaque jour à gérer. Dans le même temps, chaque membre de l'équipe dont vous avez la responsabilité vous observe, vous scrute, vous écoute, vous espionne, vous teste subtilement. Chacun avec ses a priori positifs et une confiance spontanée, vu vos titres et grade, ou négatifs, par crainte, observation fermée, ou encore une fausse indifférence déviant rapidement vers le meilleur ou vers le pire. Votre comportement quotidien est scruté par toutes les personnes qui seront à votre contact. Chacun construit son idée sur vous, pendant que vous devrez vous faire une idée et un « diagnostic » sur chacune et chacun.

Le **sérieux** du Docteur 7 étoiles ne doit pas être un slogan vide : il doit se manifester dans toute circonstance. Il est véridique, dépourvu de vices cachés ou nocifs (tabagisme, alcoolisme et autres addictions, sexuelle ou autres déviances). En étant exemplaire, il attire son équipe vers le bien, l'engagement, le professionnalisme et la rigueur. À l'inverse, il peut pousser insidieusement vers le laxisme, le désintérêt, la tricherie et une tension interne au sein de l'équipe. Son style et son **organisation** personnels installeront dans la tête et les actes de ses collaborateurs la dynamique de l'efficacité et l'altruisme induit par le sentiment d'appartenance à une équipe structurée, à l'image de son leader. C'est ainsi que s'installent, sans cris ni sanctions, à tout bout de champ, la ponctualité, la présence, le dépassement naturel. Ensuite, « ça passe ou ça casse », sans la certitude ou la garantie du « *ad vitam aeternam* ». Le bon travail, le sérieux, les réussites, les bons comportements, la ponctualité, le calme, la propreté extérieure, et celle des propos, devront être appréciés collectivement ou discrètement et valorisés en vue d'inspirer et de guider pédagogiquement. À l'inverse, les premières fautes individuelles ou collectives devront être gérées avec justesse et justice, dans la discrétion, en évitant les manifestations colériques, notamment publiques. Elles doivent aussi être exploitées et utilisées à bon escient, avec pédagogie, pour l'équipe à formater et les ressources humaines dont vous avez la responsabilité administrative. Et ainsi, les objectifs pertinents, y compris la réduction des risques, quels qu'ils puissent être, pourront être atteints collectivement.

Un médecin doit être indiscutablement **honnête** en tout point de vue. Intellectuellement et particulièrement en matière d'argent, au centime près. Toutes les entrées et mobilisations financières doivent être justifiées et transparentes. Le médecin doit être irréprochable lors de tout audit ou contrôle externe ou interne. Cette même honnêteté requise doit l'empêcher de faire des promesses dont il ne serait pas sûr de l'effectivité. Le respect mutuel dû à ses interlocuteurs et administrés lui interdit la manipulation, le sentiment de supériorité, l'impressionnisme et le nombriliste qui inhibent et dévalorisent le personnel, du bas de la hiérarchie au top management. Le respect total particulier dû aux patients et à leurs familles n'autorise, non plus, aucun manquement de la part du médecin et de son équipe.

Toutes ces attitudes et ces comportement subtilement installés feront le lit non écrit de l'ambiance positive, chaleureuse et humaine qui recevra, dans l'univers de soins, de formation, de recherche et d'administration, les personnes souffrantes, au plus mal de leur existence, les apprenants, les collaborateurs, ou le grand public. Aucun signe perceptible d'éventuels dysfonctionnements de management, d'administration, d'accueil, de qualité du travail et des soins, ou autres, n'est envisageable ou tolérable, dans la limite des moyens à disposition, mais même au-delà, en tentant le plus et le mieux.

5.

COMMUNICATEUR

★★★★★

* **Simple**
* **Clair**
* **Concis**
* **Pertinent**
* **Convaincant**

Dans les rôles attendus du médecin, la bonne communication est une nécessité essentielle. Que ce soit donc devant une famille désemparée, des médias insistants, des autorités et instances nationales ou internationales, ou un projet à présenter ou à défendre, le médecin qui vise, entre autres étoiles, celle de « communicateur », doit capitaliser sur ses cinq branches fondamentales. Ses propos et leur délivrance doivent être simples, clairs et concis. Il faut choisir un vocabulaire compréhensible, sans fioritures fumeuses ni égocentrisme autoglorifiant.

On s'exprime pour éclairer l'autre. La qualité sera au rendez-vous si, dans la pertinence de ce que l'on a à dire, on fait dans la concision. C'est dans cette formulation qu'à la fin, votre interlocuteur sera convaincu de ce que vous avez pédagogiquement bien formulé.

On a classiquement affaire à des humains qui souffrent, en tant que malades ou parents de malades. Choqués par le mal dévastateur, les conditions morbides d'accueil et de prise en charge, ils peuvent être désemparés par le silence, volontaire ou non, voire par la froideur du personnel de santé, à qui ils se livrent corps, espoirs et âme. Ils ne comprennent pas ce qui leur arrive. Personne ne les écoute, ne leur donne des explications, un éclairage, des conseils ou un minimum de réconfort moral, à défaut de soulagement thérapeutique. C'est plus que la double peine. Il ne faut pas chercher à impressionner. Il faut communiquer avec respect, attention, sérénité, utilité et efficacité. Toujours se mettre à la place de l'autre, afin de savoir moduler et adapter son discours. Ce ne sont pas que des paroles ou de la parlotte. Or l'humain est doté de quelque chose d'unique parmi les créatures, et aussi de bien élaboré : la langue et son expression, le langage et tout ce qu'il véhicule. C'est un outil thérapeutique majeur quand il est bien manié, car il explique, accompagne, distrait, chante, guide, dorlote, apaise, réveille, élève, stimule, encourage et soulage, à défaut de soigner. C'est aussi une arme de destruction inhumaine qui agresse, rabroue, insulte, traumatise, rabaisse, désoriente, inhibe, décourage, détruit, jusqu'à parfois tuer insidieusement et indirectement.

Son pendant maniable, à bon ou mauvais escient, est le silence. Le silence respectueux qui encadre la douleur de la maladie ou de la mort. Le silence calme et stoïque de non-réponse aux agressions, voire aux insultes du malade agité et/ou de sa famille. À l'inverse, le silence dédaigneux du mauvais médecin qui, même techniquement compétent, ne communique pas avec ses malades, avec qui il parle par quelques mots brefs, secs, distants, froids, sans enthousiasme, ni humanité, ni respect. Même un bon vétérinaire serait plus attentionné avec ses animaux blessés ou malades.

Il faut donc apprendre à communiquer pour bien échanger dans les rapports nobles et sacrés médecin/malades. Il le faut aussi pour participer, dans le cadre des services à la communauté, à l'éducation à la santé et à l'information utile et impactante. Il le faut, enfin, pour ne pas se faire surprendre par des urgences professionnelles sur lesquelles on doit communiquer pour réponse, éclairage et aide à la prise de décision à impact local, national ou international. Il faut donc travailler son élocution, l'éloquence de l'expression orale, le scénario de délivrance des messages, le choix des meilleurs termes, les attitudes, la gestuelle, les expressions du visage et du corps. Bref, tout ce qui fait le bon communicateur audible, suivi et compris, avec l'efficacité et l'impact positif attendus.

Le médecin doit aussi communiquer pour éduquer, dans l'entourage d'un malade, par exemple, au décours d'une pathologie contagieuse, pour éviter de nouvelles infections internes. Il doit sortir vers les milieux scolaires, associatifs, professionnels (notamment la médecine du travail), ou à toutes les occasions citoyennes et bénévoles pour informer, éclairer, éduquer, rétablir la vérité moderne et scientifique en vue de prévenir et contribuer volontairement à l'amélioration de la connaissance au sein de la population, spécialement celle défavorisée par l'ignorance (par analphabétisme ou en raison de croyances culturelles erronées), ou géographiquement éloignée des grands centres urbains et des structures d'éducation et de santé.

En outre, que l'on ait choisi de communiquer ou pas, le médecin peut se trouver devant les médias à cause d'un événement sanitaire soudain ou une catastrophe naturelle ou accidentelle qui requiert son avis et des explications. Ou encore qu'il soit invité à devoir communiquer devant les autorités politiques, administratives, juridiques (au tribunal pour diverses raisons, pour soi, pour expertise ou contre-expertise), devant des partenaires sociaux ou internationaux ou autres instances régaliennes, sociales. Le médecin pourrait devoir communiquer, dans le cadre de ses responsabilités, en cas d'événement, dans un contexte sanitaire soudain ou devenant chronique, délétère et/ou épidémique, ou mortel, touchant massivement les populations, un environnement scolaire, un groupe social ou autre.

Vous ne pourrez pas plaider l'incompétence, la non-préparation, ou la non-responsabilité. Vous devrez répondre, vous exprimer avec clarté, sérénité, conviction et faculté de convaincre. Cela peut être un don inné pour certains, mais le plus souvent, il y a nécessité de s'y préparer afin de ne pas être surpris, incompris, avec le risque de mauvaise appréciation et de gâchis néfaste pour les communautés et les projets potentiels d'avancée et de solutions attendues.

Donc, il faut glaner méthodiquement et patiemment cette cinquième étoile, acquérir chacune de ses cinq branches, et être et demeurer simple, clair, concis, pertinent et convaincant.

6.

ACTEUR COMMUNAUTAIRE

★★★★★★

* **Généreux**
* **Adapté**
* **Prudent**
* **Courtois**
* **Humble**

La gratitude que nous devons à nos cadres d'origine et l'utilité que nous devons à cette humanité diverse, dispersée sur la planète, doivent faire du Docteur 7 étoiles un acteur communautaire. Cela implique la mobilité dans toutes les directions. Du sud au nord. De l'ouest à l'est. Vers le meilleur et le pire. Le ressemblant et le très différent. L'acceptable et l'inacceptable.

Quelle que soit notre activité professionnelle, nous provenons d'un environnement humain, familial, social, culturel, économique et écologique. Nous arrivons, au bout de plusieurs années d'études et de sacrifices, dans un puissant rôle sur le management de la santé des humains et toute la sensibilité que cela implique, car touchant à la vie, à la mort et à la qualité de vie. Au-delà de ce microcosme, le médecin se retrouve dans un cadre plus large, au sein d'une société, d'un pays et d'un monde en bouillonnante évolution. Mais quelles que soient ces dernières, l'humanisme, qui est le socle principal du choix de métier de médecin, ne devrait jamais en souffrir.

Les individus malades ou sains appartiennent à une famille, un quartier, un village, une communauté. Nous avons en charge un de leurs membres. Avant, pendant ou après nos actes de soins, nous devons le comprendre et agir en amont et en aval. Pour éduquer, prévenir, anticiper, accompagner dans le respect, l'holistique, l'humilité, la prudence, la générosité.

Donc par gratitude et par devoir, le médecin doit sortir de son cadre classique d'exercice, notamment des hôpitaux publics et/ou universitaires, de son cabinet privé, et aller donner des soins généreusement, sans calcul personnel, éduquer en vue de prévenir une bonne partie des maux et maladies favorisés ou induits par l'ignorance.

À quoi cela sert-il d'accumuler des savoirs, du savoir-être, du savoir-faire, des biens financiers et matériels, des titres et diplômes et autres responsabilités majeures, en jouir avec une délectation égocentrique et autoglorification, sans jamais en distribuer et partager avec les innombrables et incomparables autres moins chanceux que vous ?

Mais rien ne sera entrepris sans le fondement qui fait la vraie différence entre des personnes ayant les mêmes parcours, diplômes et responsabilités : la générosité. Nous avons un devoir de générosité, et donc celui d'être altruistes. Sans calcul crypto-personnel ni recherche de gloire, de rémunération ou d'intérêts divers. Cet altruisme doit être sincère, non calculé. Il doit se manifester dans le respect de la dignité de la personne aidée à se faire soigner ou à qui apporter une parcelle de mieux-être.

Le credo de sociabilité du Docteur 7 étoiles devra être : aider, donner, partager, assister, servir.

En fonction de ses tâches et fonctions, le Docteur 7 étoiles, qu'il soit naturellement praticien soignant, public ou privé, mais aussi de santé publique, ou administrateur national ou international, doit donner et s'impliquer, sous des formes diverses, pour la communauté. Cela va du sponsoring de l'enfant malade à la participation physique (généraliste ou spécialisée) à des consultations de masse de dépistages et/ou de soins ou en appui logistique, matériel et/ou financier, pour des associations de quartier, de village, de femmes ou autres. Cela peut passer par une approche individuelle, par la participation à des initiatives communautaires ou par la réponse à des demandes exprimées par des nécessiteux ou des entités les protégeant.

Le Docteur 7 étoiles doit ôter ses « grands sabots » et s'adapter à celles et ceux à qui il vient donner de son temps, de ses prédispositions professionnelles et de ses moyens, et non l'inverse. On s'adapte ; on ne se plaint de rien. On organise avec humilité et écoute. L'approche doit être prudente, sociable et enveloppée dans un voile de tact, de pudeur, de vocabulaire courtois et d'actes adaptés à l'environnement socio-culturel, religieux, moral, coutumier et économique. L'écoute permet la prudence, la considération et le respect. Éviter de heurter en écrasant les destinataires par trop de lourdeurs verbales et attitudes hautaines et inhumaines qui créent un complexe inhibiteur des hommes, femmes et enfants envers leur soignant espéré. Alors que le Docteur 7 étoiles devrait leur consacrer son temps et son expertise et ne pas transformer son action en « charité ».

7.

CITOYEN DU MONDE

★★★★★★★

* **Mobile**
* **Tolérant**
* **Décomplexé**
* **Multilingue**
* **Répondant**

Dans le contexte mondial actuel de globalisation, de mobilité et d'opportunités diverses et dispersées, le Docteur 7 étoiles doit aussi être un « citoyen du monde ».

La mobilité devient une incontournable réalité, dans son propre pays ou ailleurs, soit pour enrichir ses connaissances, soit pour servir dans un organisme, soit à titre obligatoire ou bénévole. Il faut donc se préparer à **bouger** et à aller n'importe où dans le pays ou dans le monde, sur tous les continents.

Pour cela, il faut être **tolérant** et ouvert. Car vous serez exposé à d'autres cultures, d'autres croyances, d'autres réalités, d'autres choix de vie, comportements, philosophies, conditions socio-économiques, matérielles ou autres de la personne malade à recevoir et à prendre en charge. Quel que soit le choc prévisible ou la surprise déconcertante à vivre, le Docteur 7 étoiles ne doit manifester aucun signe de réprobation, de répulsion ou de désaccord. Ni dans son regard, ni dans ses attitudes, ni par le verbe. Le Docteur 7 étoiles ne doit stigmatiser personne. Il n'est ni juge, ni censeur. Il est le confident, le rassurant, le sauveur espéré, le soulageant. Il peut subtilement mettre la personne souffrante en face de ses raisonnabilités quant à la genèse et la gestion de son état de santé, avec pédagogie, prudence dans ses propos, compassion, disponibilité et franche ouverture d'esprit.

Dans cette mobilité, il ne faut avoir aucun sentiment de supériorité ou d'infériorité vis-à-vis de qui que ce soit. Être disponible et agir avec écoute et respect. Cet équilibre s'acquiert grâce à la discrétion, la prudence, la modestie, mais aussi, il faut connaitre ses valeurs, son éducation, se rappeler ses origines, son parcours. Le dialogue, la complémentarité des différentes cultures, des religions, des sociétés, doivent être le socle sacerdotal de tout médecin mobile et/ou en contact avec les humains de toutes conditions, origines, et de tout choix de vie et de pensées.

On ne peut faire « partie du monde » si l'on n'est pas **multilingue**. Dans sa langue maternelle d'origine (pour bien apprendre et maîtriser les concepts), la langue d'éducation (si ce n'est celle maternelle), et des langues étrangères utiles et de plus en plus incontournables. Parmi elles, l'anglais.

Cette langue est devenue indispensable dans le monde, particulièrement dans les domaines des sciences et de la santé. Ne pas la maîtriser et l'utiliser ne permet pas de publier dans les meilleures revues scientifiques, de postuler aux financements internationaux de projets majeurs, de participer aux plus grandes rencontres internationales, ou de communiquer dans des foras de haute valeur scientifique. En fin de compte, un Docteur 7 étoiles doit être multilingue et parler et utiliser au moins trois (3) langues : sa langue maternelle (qui peut ou non être la langue d'études), l'anglais et toute autre langue : locale dans son contexte de vie et de profession, ou internationale opportunément utile au cas où.

Une nécessité professionnelle récurrente à installer chez le médecin qui voudrait obtenir cette septième étoile en ces temps modernes de mondialisation, de communication fulgurante et d'échanges multidirectionnels ultrarapides, est de savoir répondre rapidement aux e-mails et autres modes de correspondance moderne. Ce handicap entretient un retard dans les coopérations nationales et internationales, des lenteurs, une dévalorisation et un déséquilibre dans les partenariats et collaborations professionnels, à développer et à entretenir pour plus d'enrichissements mutuels, dans l'intérêt, au bout du compte, des malades, des apprenants et des équipes.

ANNEXE 1

CONSEILS D'HYGIÈNE DE VIE

Dans la quête perpétuelle de chacune des branches de ces étoiles et l'accomplissement de ce choix professionnel selon ses exigences, le Docteur 7 étoiles se doit d'être lui-même en excellente santé. Pour cela, voici un rappel de quelques conseils d'hygiène de vie à appliquer en les adaptant à son propre style, avant de les recommander autour de soi.

- Ne jamais sauter le repas du matin (petit-déjeuner). Ne pas se limiter à du lait, à un petit café, une infusion banale ou autre. Prenez un repas copieux et varié, fait de céréales diverses, bouillies, de boisson chaude ou fraîche sucrée (si sucre permis), des fruits ou jus de fruits, etc.
- Boissons chaudes : tisanes diverses, thés, au citron ou menthe, café léger, lait… Boissons fraîches : préférer les jus de fruits locaux autopréparés aux boissons industrielles trop sucrées contenant des additifs.

- Boire de l'eau dès le réveil, puis 2 litres dans la journée. Ceci permet de renouveler l'eau de l'organisme (plus de 70 % du poids !).

- Contre l'hypercholestérolémie et les excès de gras, préférer les aliments cuits à l'eau, à la vapeur, au feu ou au four, ou crus, à ceux frits à l'huile (à limiter). Après un repas, boire du chaud. Sinon, attendre au moins 30 minutes avant de boire, à température ambiante de préférence.

- Éviter les abus de sauces et matières grasses, limonades, pâtisseries, viande rouge, abats et charcuterie. Proscrire de votre cuisine les « cubes » et autres bouillons industriels.

- Privilégier légumes et fruits, volaille, poissons et autres produits de la mer.

- Éviter les excès de sel et de sucre ou d'en rajouter. Préférer le miel. S'il existe des cas de diabète dans votre famille : limiter sensiblement les sucres. Éviter des édulcorants.

- Le soir, dîner tôt et léger, surtout si vous êtes hypertendu(e) ou s'il existe des antécédents d'hypertension dans votre famille.

- Les céréales sont nécessaires : mil, riz, pâtes, pain, farines, tubercules, pommes de terre, féculents, etc. Les consommer en quantité raisonnable en cas de diabète, de colopathie ou d'obésité.

- Éviter de conserver durablement des aliments ou des boissons (eau et autres) dans des récipients en plastique. Préférer le verre, la céramique ou la terre cuite.

- Une activité physique régulière est vivement recommandée. Un gros effort par semaine est inutile. Un effort d'intensité moyenne, mais régulier, dans la semaine est bien plus efficace. Par exemple, 30 minutes à 1 heure de sport d'endurance (marche, jogging, natation, vélo, etc.), au moins trois fois par semaine, progressivement et selon vos capacités, ou 10 000 pas sur le lieu de travail, conceptualisés et surveillés digitalement par les nouveaux outils inclus dans les téléphones portables.

- Ne pas fumer. Éviter les boissons alcoolisées. Et bien entendu, ne jamais s'adonner aux drogues, et autres substances illicites.

- S'organiser pour bien dormir la nuit. Durée variable selon chacun(e), mais minimum 6 heures.

- La nuit, au moment de dormir, éteindre le wifi et tout appareillage émetteur-récepteur d'ondes magnétiques.

- Pour entretenir les fonctions intellectuelles, en plus d'un sommeil nocturne de qualité, apprendre de nouvelles choses. Apprendre de jour, mire et écrire, faire des exercices de mémorisation (par exemple, résumer et restituer une lecture, une émission, jeux de l'esprit, etc.).

- Étant souvent le dernier rempart des souffrances, des drames, des douleurs, voire de la vie, développer sérénité, stoïcisme, attention, compassion et force mentale, pour toujours communiquer, expliquer, rassurer et accompagner, quelle que soit la situation.

ANNEXE 2

LE SERMENT D'HIPPOCRATE

En présence des maîtres de cette école, de mes chers condisciples, je promets et je jure, au nom de l'Être Suprême, d'être fidèle aux lois de l'honneur et de la probité, dans l'exercice de la médecine.

Je donnerai mes soins gratuits à l'indigent, et n'exigerai jamais un salaire au-dessus de mon travail.

Admis dans l'intérieur des maisons, mes yeux ne verront pas ce qui s'y passe, ma langue taira les secrets qui me sont confiés, et mon état ne servira pas à corrompre les mœurs ni à favoriser le crime.

Respectueux et reconnaissant envers mes maîtres, je rendrai à leurs enfants l'instruction que j'ai reçue de leurs pères.

Que les hommes m'accordent leur estime si je suis fidèle à mes promesses !

Table des matières

Structures éditoriales du groupe L'Harmattan

L'Harmattan Italie
Via degli Artisti, 15
10124 Torino
harmattan.italia@gmail.com

L'Harmattan Hongrie
Kossuth l. u. 14-16.
1053 Budapest
harmattan@harmattan.hu

L'Harmattan Sénégal
10 VDN en face Mermoz
BP 45034 Dakar-Fann
senharmattan@gmail.com

L'Harmattan Cameroun
TSINGA/FECAFOOT
BP 11486 Yaoundé
inkoukam@gmail.com

L'Harmattan Burkina Faso
Achille Somé – tengnule@hotmail.fr

L'Harmattan Guinée
Almamya, rue KA 028 OKB Agency
BP 3470 Conakry
harmattanguinee@yahoo.fr

L'Harmattan RDC
185, avenue Nyangwe
Commune de Lingwala – Kinshasa
matangilamusadila@yahoo.fr

L'Harmattan Congo
219, avenue Nelson Mandela
BP 2874 Brazzaville
harmattan.congo@yahoo.fr

L'Harmattan Mali
ACI 2000 - Immeuble Mgr Jean Marie Cisse
Bureau 10
BP 145 Bamako-Mali
mali@harmattan.fr

L'Harmattan Togo
Djidjole – Lomé
Maison Amela
face EPP BATOME
ddamela@aol.com

L'Harmattan Côte d'Ivoire
Résidence Karl – Cité des Arts
Abidjan-Cocody
03 BP 1588 Abidjan
espace_harmattan.ci@hotmail.fr

Nos librairies en France

Librairie internationale
16, rue des Écoles
75005 Paris
librairie.internationale@harmattan.fr
01 40 46 79 11
www.librairieharmattan.com

Librairie des savoirs
21, rue des Écoles
75005 Paris
librairie.sh@harmattan.fr
01 46 34 13 71
www.librairieharmattansh.com

Librairie Le Lucernaire
53, rue Notre-Dame-des-Champs
75006 Paris
librairie@lucernaire.fr
01 42 22 67 13

www.ingramcontent.com/pod-product-compliance
Lightning Source LLC
LaVergne TN
LVHW051633071026
849535LV00009BA/3562
* 9 7 8 2 3 3 6 4 6 1 6 9 4 *